CONTRIBUTION

A L'ÉTUDE

ANATOMO-PATHOLOGIQUE

DE LA

TUBERCULOSE DU FOIE

PAR

Urbain CHAPON

DOCTEUR EN MÉDECINE

Ancien Aide d'anatomie (Concours de 1880)
Préparateur au Laboratoire d'anatomie pathologique et d'histologie
Membre de la Société médicale d'émulation

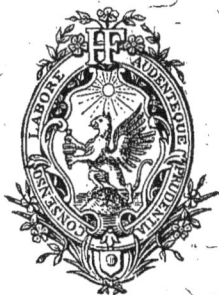

MONTPELLIER
IMPRIMERIE CENTRALE DU MIDI
HAMELIN FRÈRES
—
1884

CONTRIBUTION

A L'ÉTUDE

ANATOMO-PATHOLOGIQUE

DE LA

TUBERCULOSE DU FOIE

PAR

Urbain CHAPON

DOCTEUR EN MÉDECINE

Ancien Aide d'anatomie (Concours de 1880)
Préparateur au Laboratoire d'anatomie pathologique et d'histologie
Membre de la Société médicale d'émulation

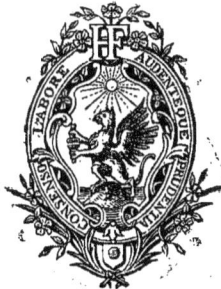

MONTPELLIER

IMPRIMERIE CENTRALE DU MIDI

HAMELIN FRÈRES

—

1884

A LA MÉMOIRE DE MON PÈRE

A MA MÈRE

A MON FRÈRE ET A MES SŒURS

A TOUS MES PARENTS

U. CHAPON.

A MONSIEUR LE PROFESSEUR BOUISSON
DOYEN HONORAIRE

A MONSIEUR LE PROFESSEUR ESTOR

A MONSIEUR LE PROFESSEUR GRASSET

A MESSIEURS LES PROFESSEURS AGRÉGÉS
CARRIEU, ROUSTAN, BIMAR, BATLLE

A TOUS MES MAITRES

U. CHAPON

2

A MON EXCELLENT AMI PAUL AGNIEL

DOCTEUR EN MÉDECINE

A TOUS MES AMIS

U. CHAPON.

AVANT-PROPOS

Notre but, dans ce travail inaugural, n'a pas été de recher-
cher la fréquence plus ou moins grande des lésions hépatiques
chez les tuberculeux. Beaucoup ont déjà étudié cette question
et sont arrivés aux deux conclusions suivantes, qu'il n'est pas
inutile de rappeler ici : les tubercules se trouvent souvent dans
le foie des sujets qui succombent à une atteinte de tuberculose généralisée ; — chez les enfants, cette localisation spéciale
est pour ainsi dire banale, tant elle est fréquente.

Nous avons cru qu'il y avait plus à faire.

On n'a pas tout dit en prononçant le mot *tubercule*. L'inflammation spécifique qui caractérise le tubercule ne se comporte
pas d'une façon identique dans tous les organes. Étudier en
lui-même le processus tuberculeux dans le foie, voir les modi-
fications qu'apporte à son développement la structure de cet
organe, telle est la tâche que nous nous sommes imposée.

C'est là un travail ardu. Plusieurs fois nous avons été rebuté
par de nouvelles difficultés, plusieurs fois nous avons été tenté
d'abandonner un chemin encore si peu battu et semé d'écueils.
Nous avons eu pourtant le courage, peut-être la témérité, de
poursuivre, et sommes heureux de signaler aujourd'hui à nos
Juges tous les points qui nous ont paru dignes d'intérêt.

De nouveaux explorateurs, plus éclairés, nous l'espérons,

s'engageront dans cette voie ; peut-être trouveront-ils quelques jalons dans notre travail et pourront-ils achever ce premier chapitre, encore trop peu connu, de la tuberculose des organes glandulaires.

Qu'il nous soit permis, avant d'aborder notre sujet, de dire un dernier adieu à notre chère Faculté de Montpellier. Des circonstances malheureuses nous obligent à la quitter plus tôt que nous n'aurions voulu. C'est avec un vif sentiment d'émotion que nous nous éloignons.

Que tous mes Maîtres veuillent bien recevoir mes remerciements les plus sincères pour les sentiments de bonté qu'ils m'ont toujours témoignés. Beaucoup ont bien voulu m'honorer de leur amitié ; je garderai toujours le meilleur souvenir des nombreux témoignages qu'ils m'en ont donné.

Que mon excellent maître M. le professeur Estor veuille bien accepter l'hommage tout particulier de ma sincère gratitude. Il a dirigé mes premiers pas dans l'étude si attrayante de l'histologie et de l'anatomie pathologique ; son élève sera toujours fier des principes qu'il a retirés de ses précieux enseignements.

Les bons conseils de mon maître et ami M. le professeur Carieu m'ont été très-utiles dans le cours de ce travail. Plusieurs fois j'ai eu à me féliciter des secours d'un guide si éclairé. Qu'il veuille bien agréer ici l'hommage de ma vive sympathie.

CONTRIBUTION

A L'ÉTUDE ANATOMO-PATHOLOGIQUE

de la

TUBERCULOSE DU FOIE

CHAPITRE PREMIER

Historique

Les altérations tuberculeuses du foie ont dû, sans doute, être aperçues de bonne heure. Mais on n'a pas su d'abord les rapprocher des lésions semblables observées dans le poumon. Antoine Portal, dans un ouvrage paru en 1813 (1), cite plusieurs cas de « phthisie hépatique » coïncidant avec une phthisie pulmonaire. A l'autopsie, il trouve dans le foie « des concrétions stéatomateuses, purulentes. » Ces notions vagues, peu précises, restèrent longtemps seules dans la science. Ce sont les médecins d'enfants qui eurent, les premiers, l'attention

(1) Ant. Portal, *Observations sur la nature et le traitement des maladies du foie.*— Paris, Caille et Ravier, 1813, pag. 306.

attirée sur les tubercules du foie et en donnèrent la description.

Il ne faut pas s'étonner de trouver les premières notions précises dans leurs écrits; la tuberculose hépatique est surtout fréquente dans le premier âge de la vie.— En 1842, Barrier (1) écrivait: « Il n'est pas rare de rencontrer dans le foie des cavités dans lesquelles on retrouve tantôt du pus et de la matière tuberculeuse, tantôt du pus seul, tantôt enfin un liquide bilieux. Par une dissection convenable, on découvre presque toujours une communication entre ces cavités et un conduit hépatique plus ou moins volumineux, par lequel la cavité se vide des liquides qu'elle renferme pour se remplir plus tard d'une certaine quantité de bile, qui reflue par le conduit dans lequel elle s'est ouverte. Ce sont là de véritables cavernes, dans lesquelles les racines du conduit hépatique remplissent le même rôle que les bronches dans les cavernes pulmonaires. » Barrier avait bien vu les cavernes intrahépatiques; il avait vu qu'elles communiquaient avec l'appareil biliaire, mais c'est tout.

Rilliet et Barthez, quelques années plus tard, faisaient paraître leur *Traité sur les maladies des enfants*. Ils consacrent quelques lignes à la tuberculose du foie. Cette lésion est plus commune chez l'enfant que chez l'adulte. La diathèse tuberculeuse peut déterminer dans le foie la production de granulations et de tubercules miliaires. La granulation se trouverait surtout à la surface de l'organe, plus rarement dans la profondeur; elle est plus petite, plus claire que la granulation du poumon. Les tubercules miliaires existent aussi fréquemment, mais en moindre quantité. Ils siégent dans la profondeur et n'acquièrent guère plus du volume d'un pois. Ils ne se réunissent pas entre eux pour former une masse

(1) Barrier, *Maladies des enfants*, tom. III, pag. 842. Paris, 1842.

tuberculeuse. Ils perforent parfois la capsule du foie, comme le tubercule pulmonaire peut perforer la plèvre. Bientôt ils forment des kystes. L'existence de ces kystes paraît à ces auteurs difficile à expliquer. Ils ne veulent pas affirmer que le produit tuberculeux soit susceptible de ramollissement. Pour expliquer ce ramollissement, qu'ils ont cependant observé, ils ont recours à une hypothèse. Le tubercule, pour ces auteurs, se développe au niveau d'une des divisions du canal hépatique; c'est lui qui est malade. Il finit par être envahi, « comme cela a lieu dans le poumon pour les conduits bronchiques; avec cette différence que ces derniers sont dilatés et que le premier est rétréci par la matière tuberculeuse (1). » La masse, amenant le rétrécissement du canal, finit par l'oblitérer, et alors « la bile agit à l'intérieur du tubercule pour en ramener le ramollissement : de là résulte l'amincissement de l'enveloppe............ »; en un mot, la fonte du tubercule serait due à une sorte d'action digestive opérée par la bile. C'est là une hypothèse fort ingénieuse que nous ne sommes pas éloigné d'accepter, faute d'explication plus rigoureuse.

Nous voici maintenant en face d'une lésion connue, mais encore imparfaitement décrite. Désormais, l'élan est donné; les observations vont se multiplier. Plusieurs foies sont présentés à la Société anatomique (2) comme atteints de tuberculose. Mais tous étaient-ils bien tuberculeux? Cruveilhier, dans son remarquable ouvrage d'*Anatomie pathologique* (3), insiste

(1) Rilliet et Barthez, *Traité des maladies des enfants*, t. III, p. 450 et suivantes.

(2) Société anatomique, 1831, 1837, 1846.—Id., XXᵉ année (janvier 1850), *Bulletin* n° 1, pag. 49 et pag. 77. — Id., année 1883, pag. 160 (*Observation sur une phthisie tuberculeuse des poumons des voies génito-urinaires et du foie*), Dufour.

(3) Cruveilhier, *Traité d'anatomie pathologique générale*, Paris, 1862, tom. IV, pag. 839 et suivantes.

sur le diagnostic différentiel de la tuberculose du foie et se plaint qu'il soit rarement fait avec rigueur. Souvent, et il avoue être tombé lui-même dans cette erreur, on a décrit comme tubercules du foie : des kystes biliaires formés par la dilatation circonscrite des dernières divisions biliaires, des abcès liés à la cirrhose, des tubercules cancéreux, des abcès du foie, des débris de kystes acéphalocystes. — Cruveilhier insiste aussi sur une forme de tuberculose hépatique constituée par des granulations excessivement fines plus faciles à percevoir au toucher qu'à la vue. Une véritable éruption de tubercules crus s'observerait dans le foie à la suite de la rougeole. Cruveilhier confirme son opinion par les observations de Barthez à l'hôpital des enfants.

Il semble que le tubercule du foie est à présent séparé de tout ce qui n'est pas lui, et qu'il ne reste plus qu'à étudier sa structure.

Cependant Virchow, dans son *Traité des tumeurs*, signale encore une nouvelle forme de tuberculose qui ne peut être distinguée à l'œil nu, pas plus qu'au toucher. C'est une véritable infiltration tuberculeuse du foie. Il semble même mettre en doute l'existence des gros tubercules du foie ; et il est allé un peu loin quand il a écrit : « Le plus souvent, on se borne à relater les grands tubercules des voies biliaires qui atteignent fréquemment le volume d'un pois, et même le dépassent : cela vient de ce que la coupe des canaux biliaires affectés est alors prise pour le tubercule même. »

En 1872, la Société anatomique (2) eut sous les yeux un nombre assez considérable de foies tuberculeux, et c'est à l'occasion d'une présentation faite par Thaon à cette savante Assemblée que furent exposées les premières idées sur le déve-

(1) Virchow, *Traité des tumeurs*, t. III, p. 87.
(2) *Bulletin de la Société anatomique*, 1873.

loppement du tubercule hépatique. D'après Damaschino, on rencontrerait dans le foie la granulation à l'angle de bifurcation des vaisseaux portes. Elle affecterait le plus souvent la tunique séreuse ; parfois, aussi, elle se placerait autour des canalicules biliaires assez gros. Quinquaud dit aussi avoir rencontré des produits tuberculeux en connexion avec les canalicules biliaires.

Dans son article Foie, du *Dictionnaire encyclopédique*, Rendu pense que le tubercule débuterait par des noyaux d'hépatite interstitielle qui subiraient consécutivement des lésions régressives.

Charcot (1) prétend que les lésions tnberculeuses se voient surtout dans les espaces périlobulaires. Il est rare, dit-il aussi, qu'on ne rencontre pas dans la partie centrale des granulations un orifice vasculaire et, communément aussi, un canalicule biliaire. Quand les nodules tuberculeux étaient nombreux, il a vu l'existence constante d'une espèce d'hépatite interstitielle diffuse périlobulaire. C'est aussi l'opinion de Cornil et Rindfleisch.

Tel était l'état de la science, lorsque parut dans les *Archives de Virchow* un remarquable mémoire d'Arnold (2). Il avait été précédé d'un travail d'Orth (3), inséré également dans les *Archives de Virchow*. Arnold fait jouer un grand rôle à la néoformation de canalicules biliaires, dans la pathogénie du tubercule du foie. Il considère même le pelotonnement de ces « canalicules biliaires nouvellement formées » comme une forme de tubercule.

Outre celle-là, il en admet deux autres. Ces deux dernières ont même structure ; elles ne diffèrent pas du tubercule ordi-

(1) Charcot, *Leçons sur les maladies du foie*, 1873.
(2) *Archives de Virchow*. Berlin, 1880, t. LXXXII, p. 377.
(3) *Ibid.*, tome LXVI.

naire des séreuses, et ne se différencient que par leur po-
sition.

L'une se trouve dans les espaces intravasculaires, l'autre
est remarquable pour son rapport avec la membrane d'enveloppe des canaux biliaires. Mais ces deux formes ne sont, pour
lui, que la première transformée ; tout vient de ses (*neugebildete Gallengange.*) Cette question de l'origine du tubercule hépatique traitée, il étudie ensuite sa constitution. Il
décrit dans le tubercule hépatique, et généralement au centre,
un élément dont nous aurons à nous occuper plus loin, une
cellule géante (*Riesenzellen*).

L'origine de ces *Riesenzellen* est, pour lui, dans les canaux
de nouvelle formation, qui ont la propriété de faire des cellules
géantes. Il croit avoir là une preuve de plus que le tubercule
naît bien dans les *neugebildete Gallengange,* puisque la cellule
géante se forme dans ces canaux et qu'elle paraît toujours au
centre d'un tubercule. Quoi qu'il en soit de cette opinion, que
nous aurons le soin de discuter plus loin, il faut bien voir dans
le mémoire d'Arnold un travail important.

Trois ans plus tard, Sabourin publie dans les *Archives de
physiologie* une étude sur une localisation spéciale des tubercules dans le foie. Il ne s'occupe que des tubercules des voies
biliaires ; il laisse, bien entendu, de côté, le système de la vésicule du fiel et des canaux extrahépatiques. Nous avons trouvé
cette étude très-remarquable, et nous croyons utile d'en donner
ici les principales conclusions.

« La localisation des tubercules miliaires sur les canalicules terminaux interlobulaires doit être admise, sinon envisa-
gée, sous certaines réserves. »

— La localisation sur les premiers canaux biliaires à paroi
propre d'un processus inflammatoire est assez nette; il est
difficile de dire s'il ne s'agit pas là d'une affaire de voisinage.

L'épithélium cubique de ces canaux, même lorsque l'infiltration leucocytique est à son summum, reste intact. On ne peut admettre sans conteste la localisation du tubercule sur ces canaux.

— Pour les canaux de 3ᵉ et 4ᵉ catégorie à paroi propre, résistante, deux cas se présentent souvent : ou bien toute la paroi s'infiltre et devient tuberculeuse, l'épithélium reste longtemps intact ; ou bien le canal n'est atteint qu'en un point de sa circonférence. Dans ce dernier cas, Sabourin croit pouvoir affirmer que le point de départ du processus tuberculeux est dans les culs-de-sacs glandulaires annexés aux canaux biliaires.

— Quoi qu'il en soit de l'origine du tubercule, un fait certain est que le tubercule reste en rapport avec la lumière d'un canal biliaire. Il suit son évolution, se ramollit ; il est prêt à être éliminé. Cette élimination se fera par les canaux biliaires ; la caverne lésion ultime est constituée.

— Mais le tubercule peut, dans le foie comme dans les autres organes, avoir une autre destinée. Il peut guérir ; et Sabourin a pu voir plusieurs tubercules guéris dont l'aspect sur une coupe est celui « de tendons coupés en travers. »

— La caverne elle-même est susceptible de guérison complète. Elle passe alors à l'état de kyste, et se distingue par une paroi régulière, homogène, purement fibreuse.

— Quant aux canaux, ils sont eux-mêmes irrités par les tubercules, et présentent des lésions catarrhales assez marquées.

Tel est le résumé des principaux travaux parus sur la tuberculose du foie. Avant les Mémoires d'Arnold et de Sabourin, les observateurs se bornaient à reconnaître plus ou moins bien l'existence du tubercule hépatique. Le temps d'une analyse plus complète est venu. Nous allons suivre Arnold et Sabourin dans cette voie.

CHAPITRE II

ASPECT MACROSCOPIQUE

Nous croyons utile de faire précéder l'examen macroscopique du foie, qui est l'objet de ce travail, du compte rendu de l'autopsie.

Le sujet est un jeune Italien âgé de douze ans. Victime d'un accident, il eut la jambe broyée et dut subir successivement l'amputation de la jambe et celle de la cuisse. La plaie fut longue à cicatriser, et l'on fut obligé de réséquer une portion du fémur. Le travail de réparation commença alors, et le moignon se cicatrisa entièrement. Mais l'enfant, épuisé par une longue suppuration, avait offert un terrain favorable au développement du tubercule : il tomba dans le marasme et succomba avec les signes d'une tuberculose généralisée aux poumons et à l'abdomen.

Autopsie. — Le cadavre est très-amaigri ; pas d'infiltration des membres inférieurs ; ventre un peu ballonné. La face est ridée ; le teint, très-pâle, ne présente pas de coloration subictérique.

Poumons : Le poumon gauche présente quelques granulations, mais en très-petit nombre ; il est à peu près sain.

Le poumon droit est adhérent à la cage thoracique au niveau du lobe inférieur. Le sommet est à peu près sain ; la base, au contraire, est littéralement criblée de granulations et de tubercules caséifiés. On n'y rencontre pas de caverne.

Cœur : Rien de particulier à signaler.

Ganglions thoraciques : Quelques-uns, très-volumineux, remplis de matière caséeuse.

Organes abdominaux : A l'ouverture de l'abdomen, il s'écoule un peu de liquide citrin, mais en petite quantité.

Les intestins ne paraissent pas atteints ; le péritoine présente dans la fosse iliaque droite et à la base du diaphragme des granulations bien évidentes, quoique en petit nombre.

La *rate,* volumineuse, ne paraît pas renfermer de tubercules.

Le *foie* est augmenté de volume; il adhère à la paroi inférieure du diaphragme. Ou remarque à sa surface des signes de périhépatite, des exsudats nombreux; un épaisissement assez marqué de sa capsule se voit sur sa face convexe. La vésicule du fiel et les canaux extrahépatiques ne paraissent pas altérés.

Le *cerveau* présente à la base du lobe droit une teinte noirâtre, une sorte de pigmentation due à une suffusion sanguine. Cette altération siége au niveau du lobe sphénoïdal. Sur sa face supérieure et près de la ligne médiane, le cerveau présente, du côté droit encore, un point arrondi qui semble dû à une altération de la pie-mère. Ce point a la forme d'une plaque, de la dimension d'une pièce d'un franc, bosselée et mamelonnée.

Le *temporal droit* est le siége d'une carie qui a presque entièrement détruit le rocher. La suffusion sanguine, aperçue à la base du cerveau, était située immédiatement au-dessus de la lésion du temporal, et en était certainement la conséquence.

Quant au moignon, il présentait une cicatrice solide.

Nous ne pouvons terminer la rapide exposition de l'autopsie de ce sujet sans mettre en relief quelques points qui nous ont paru dignes d'intérêt. Le poumon droit, seul, présentait des

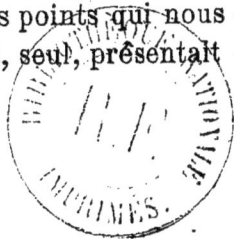

lésions tuberculeuses importantes. Le tubercule avait déserté
son siége habituel, le sommet, pour envahir la base. Pourquo
cette localisation peu habituelle ? Le voisinage du foie doit-i
être incriminé ? Cette discussion nous entraînerait trop loin hor
de notre sujet. Un autre fait nous a frappé : c'est l'existenc
des tubercules presque uniquement dans la moitié droite d
corps. Est-ce une simple coïncidence ? ou bien les lésions tu
berculeuses ne seraient-elles que des troubles trophiques don
le point de départ serait dans les centres nerveux ? Il ne nou
appartient pas de résoudre le problème, mais nous avons cr
cependant utile de le formuler ici. Nous avons restreint notr
tâche à l'étude du foie. C'est elle que nous allons aborder.

Le foie de notre sujet paraît un peu augmenté de volume
Son poids n'a pas été déterminé. Il présente sur sa face convexe de nombreux exsudats. A la surface, on voit des îlots jau-
nâtres ; quelques-uns semblent proéminer légèrement, d'autres sont déprimés. Ils sont plus ou moins rapprochés les un
des autres ; plusieurs se fusionnent parfois et forment une tach
à bords curvilignes. Leur teinte est plus ou moins foncée ;
leurs dimensions varient depuis celle d'un grain de chenevis
jusqu'à celle d'une pièce d'un franc. Ces taches paraissent jetées au hasard sur toute la surface hépatique ; on ne saurai
trouver un territoire spécial où elles se seraient formées de
préférence. Si on incise le foie au niveau de l'une de ces taches, on s'aperçoit qu'elles correspondent à de véritables kystes à couleur jaune verdâtre. Ces kystes sont très-nombreux :
on en trouve plus de quarante sur une coupe perpendiculaire,
faite suivant un des axes du foie. Ils sont séparés les uns des
autres par des points de tissu hépatique à aspect brunâtre,
manifestement congestionnés. Le foie ne présente en aucun
point cet aspect graisseux, si fréquent dans le foie des sujets
qui succombent à une tuberculose pulmonaire. Ces kystes on
des dimensions très-variables, depuis celle d'une lentille jus-

qu'à celle d'un œuf de pigeon. Ils sont limités par une sorte de coque plus ou moins dense, blanchâtre. Son épaisseur varie: pour les petits kystes, elle est proportionnellement plus épaisse, mais moins résistante. Elle peut même exister presque seule, et la cavité du kyste n'est plus représentée que par un point. Les plus minces ont une épaisseur de 1 millimètre environ; les plus épaisses atteignent 3 ou 4 millimètres. Certains kystes sont à peu près vides, d'autres sont remplis d'une sorte de magma jaune verdâtre, d'autres contiennent une matière mollasse, caséeuse, gris verdâtre. Les kystes presque vides sont les plus gros; mais tous les gros kystes ne sont pas vides, puisque nous avons pu extraire près de 20 grammes de cette masse puriforme de deux ou trois d'entre eux. Les kystes à couleur gris verdâtre sont plus rares: ils sont plus petits, atteignent à peine le volume d'un pois; leur paroi est peu épaisse. Rarement la surface interne des kystes est régulièrement arrondie. Lorsqu'ils ont certaines dimensions, le plus souvent ils semblent creusés d'un grand nombre de cryptes. Ces culs-de-sac se prolongent plus ou moins loin; dans quelques-uns, on peut faire pénétrer un stylet jusqu'à près d'un centimètre. Nous sommes parvenu parfois, à l'aide d'une dissection minutieuse, à apercevoir la continuité d'une de ces cavernes avec un conduit hépatique de moyenne dimension. Bien souvent, nous avons échoué dans cette manœuvre. Cette continuité est cependant très-fréquente, si elle n'est pas générale. Arnold a démontré cette communication à l'aide d'injections poussées dans les canaux biliaires; il a vu la masse emplir la caverne. Nous n'avons pas de peine à l'admettre pour des kystes d'un volume supérieur, à celui d'un lobule hépatique; mais nous sommes plus réservé pour ces sortes de petites cavernes intralobulaires et que le microscope seul révèle. Nous aurons, du reste, l'occasion de revenir sur ce sujet et de légitimer nos réserves.

Nous avons rencontré plusieurs fois de petits grains plus durs et qui ne paraissaient pas creusés d'une cavité. Ils étaient cependant assez peu nombreux ; nous croyons devoir hésiter sur leur nature. Était-ce là des granulations ? Avions-nous affaire à des tubercules de guérison ?

En résumé, l'examen macroscopique nous a permis de trouver, comme lésion type, des cavernes tuberculeuses à différents degrés de développement, et la continuité très-fréquente de ces cavernes avec un conduit biliaire. Au point de vue de leur contenu, les cavernes varient : les unes ne renferment qu'une matière jaune verdâtre, manifestement colorée par la bile ; les autres contiennent une masse grisâtre, pultacée, qui semble avoir encore échappé à l'action de la bile.

CHAPITRE III

ASPECT MICROSCOPIQUE

Une analyse microscopique doit, pour donner des résultats précis, porter sur un grand nombre de points du même organe. On observe en général des parties en apparence saines, d'autres légèrement altérées, d'autres enfin où la lésion est maxima.

Il est indispensable de soumettre à l'examen ces trois parties. L'étude du tissu sain, en apparence, n'est pas la moins fertile en résultat. C'est elle qui permet surtout d'assister au début de l'affection, de surprendre l'origine du pro= duit pathologique. Les parties plus atteintes nous font voir la destinée de l'élément que nous avons vu naître, et font passer sous nos yeux toute son évolution jusqu'à sa fin. — C'est là le plan que nous avons suivi. Toutes nos préparations ont été faites d'après les procédés usités dans le laboratoire d'anatomie pathologique, où nous étions préparateur. — Les pièces, après un séjour de dix à quinze jours dans l'alcool et de deux jours dans un mélange de gomme et de glycérine, ont été desséchées à l'étuve à 40°. Les coupes sont faites avec le microtome dû à un de nos prédécesseurs, M. le docteur Servél. Elles sont colorées, tantôt, et le plus souvent, avec le picro-carmin, tantôt avec le carmin, d'autres fois avec l'hématoxyline ou l'éosine hématoxylique.

Un examen sommaire, fait à un faible grossissement (avec l'objectif 2 de Nachet), laisse voir, sur la coupe d'un fragment de foie en apparence sain, des lésions nombreuses. A une distance variable de la veine efférente, en plein lobule, on peut voir de petits nodules. Ils se différencient du tissu environnant

3

par une teinte plus pâle. A leur niveau, l'aspect rayonné des trabécules hépatiques est interrompu. En d'autres points, deux ou trois de ces petites masses sont manifestement confondues.

Les espaces portes sont bien souvent épaissis; plusieurs semblent envahis par de petits nodules analogues à ceux des lobules. — On trouve encore de ces petits nodules dans les espaces interlobulaires. Il s'en faut que tous les lobules présentent des altérations aussi caractéristiques; mais nous ne sommes pas éloigné de la vérité en fixant à 1/3 le rapport des lobules atteints aux lobules sains, et encore dans ces lobules sains nous trouverons, à l'aide d'un plus fort grossissement, des lésions intéressantes. — Nous voici donc en face du nodule tuberculeux; c'est lui que nous allons étudier Nous envisagerons d'abord le nodule tuberculeux en lui-même; nous le décrirons. — Nous rechercherons son mode d'origine, son mode de formation. — Nous assisterons à son évolution. — Nous décrirons ensuite ses transformations en tubercule guéri ou en caverne,— et enfin nous verrons comment il modifie le tissu hépatique; quelles sont, pour mieux dire, les lésions concomitantes.

§ I.— Étude histologique du tubercule hépatique

Depuis longtemps, on cherche dans la tuberculose quelque chose de spécifique. Après les travaux inutiles des chimistes, les micrographes se mirent à l'œuvre. Lebert, armé du microscope, crut trouver dans le corpuscule tuberculeux la caractéristique tant désirée. La spécificité, proclamée au nom de la clinique par Laënnec, avait désormais la consécration de l'anatomie pathologique. Mais le corpuscule tuberculeux ne tarda pas à sombrer, et Virchow lui substitua une conception nouvelle. Battu à son tour en brèche, le tubercule de Virchow fut remplacé par celui de Charcot. Ce n'est plus à la découverte d'un élément spécial que ces auteurs consacrèrent leurs travaux, mais bien à la description d'un tubercule type, auquel on put rattacher toutes les formes observées. Virchow avait trouvé le tubercule type dans les séreuses; Charcot le trouva dans l'arthrite fongueuse.

Pour Virchow, un nodule de cellules lymphatiques, au centre duquel se trouve une masse granuleuse, résultat de la mort de cellules préexistantes, tel est l'aspect du tubercule parfait. Le tubercule de Charcot est plus compliqué : au centre, une cellule géante en araignée, entourée d'une zone de cellules épithélioïdes, et plus en dehors un amas de leucocytes. Mais ces formes de tubercule existent toutes deux; cette structure peut se compliquer, et elle ne peut plus servir à caractériser la tuberculose. Voilà où en était la science, lorsque les travaux de Pasteur vinrent ouvrir aux micrographes des horizons tout nouveaux.

Certes, si l'on eût dit, il y a vingt ans, à un praticien, que la tuberculose serait un jour rangée auprès des maladies parasitaires, il se fût refusé à le croire, et cependant ce spectacle nous est offert aujourd'hui.

Chercher un microbe spécial ne nous paraît pas, sans doute, une œuvre inutile. Nous savons que le protoplasma cellulaire, la granulation, cet élément essentiel des cellules, sont susceptibles de transformations. Les travaux de notre maître, M. Estor, et de Béchamp, ont déjà montré que la granulation peut, dans un milieu isolé, se transformer en bactéries. La plupart des bacciles décrits ne sont, en somme, que des bactéries. Leur présence atteste une transformation des granulations et est susceptible, nous le reconnaissons, de manifester un travail pathologique spécial. Mais, de la présence d'un élément pathologique vouloir induire la nature parasitaire d'une affection, nous paraît exagéré. Lebert aurait eu autant de raison pour faire venir son corpuscule tuberculeux du dehors, que Klebs et Koch en ont eu pour présenter le microbe tuberculeux comme un parasite.— Non, nous ne voyons dans cet organisme nouveau qu'une transformation des granulations élémentaires de nos tissus, et nous ne sommes point étonné de la divergence des observateurs. La forme de ces bacilles variera suivant beaucoup de circonstances. Un procédé de coloration spécial suffira à quelques auteurs pour décrire une *bactérie* spéciale, et cependant cette différence de coloration sera due à une action de milieu, presque à une action chimique. Que la technique fasse un pas de plus dans la voie du progrès, et les phthisies sans microbe, qui commencent à paraître, disparaîtront.

« Il n'y a dans les manifestations locales de la tuberculose morphologiquement spécifique ; ce qui n'empêche pas la tuberculose d'être spécifique au sens clinique, écrivait il y a quelques années notre maître, M. Estor ; et plus loin : « Les éléments de nos tissus subissent des déviations de fonction, bien plutôt qu'ils ne sont détruits, pour faire place à des éléments nouveaux » ; et c'est là, croyons-nous, une réfutation anticipée des théories microbiennes du jour sur la tuberculose.

Nous avons nous-même entrepris, à un tout autre point de vue, la découverte du microbe. Nous nous sommes conformé au procédé conseillé par Ehrlich et Fraentzel. Après plusieurs essais infructueux, faits avec le contenu des cavernes hépatiques, nous avons abandonné cette recherche, peu utile à notre avis. De quel intérêt eût été pour nous la découverte du microbe? Le sujet de notre observation était manifestement tuberculeux, et je préfère les preuves tirées de l'examen clinique et le témoignage des altérations du poumon ; j'aime mieux chercher une certitude dans les lésions des séreuses et la constitution anatomique des produits tuberculeux ; un ensemble de faits, en un mot, est plus propre à entraîner ma conviction que la présence d'un microbe ; quitte à donner, si l'on veut, à la maladie que j'observe, le nom de tuberculose sans microbe. — Il se peut que le microbe existe et que je ne l'aie pas vu. Il se peut que le microbe, mêlé aux produits biliaires, refuse de se laisser colorer par le procédé d'Ehrlich. D'autres s'efforceront peut-être de trouver une nouvelle technique pour le mettre en lumière, dans les altérations tuberculeuses du foie. Pour moi, je ne vois dans la présence d'un bacille qu'un fait contingent ; le bacille ne vient pas du dehors, il n'est qu'une transformation des granulations protoplasmiques, et son existence ne m'amènerait jamais à décrire la tuberculose comme une affection parasitaire.

Mais nous avons hâte d'étudier le tubercule hépatique en lui-même. Pour faciliter la description, nous distinguerons trois espèces de tubercules dans le foie : les tubercules intra-lobulaires, les tubercules développés dans les espaces inter-lobulaires et enfin les tubercules des espaces portes. Ces trois sortes de tubercules ne sont certainement pas différentes ; mais les parties au milieu desquelles elles se développent leur impriment un cachet spécial. Aussi une description séparée ne sera-t-elle pas inutile.

La tuberculose peut déterminer, dans le lobule hépatique, la formation d'un tubercule parfait, fort analogue à celui de Charcot. Il a une forme arrondie, rarement allongée suivant un de ses diamètres. Ses dimensions sont variables ; en général, il occupe le tiers d'un rayon du lobule. Tantôt il se développe à peu de distance de la veine centrale ; tantôt, et le plus souvent, il tend à se rapprocher des espaces interlobulaires.

Il ne paraît pas avoir refoulé les travées hépatiques, mais plutôt les avoir englobées dans sa masse. Il provoque ici peu de réaction des tissus voisins, et ne s'entoure pas de bonne

heure d'une zone de tissu conjonctif qui l'enkyste. Les cellules hépatiques semblent même empiéter sur le pourtour du
tubercule. Les plus voisines sont mal colorées; leur noyau
semble moins régulier, prêt à se segmenter ; on dirait qu'elles
vont se métamorphoser pour apporter au tubercule des maté-
riaux nouveaux de développement. Au centre du tubercule,
on trouve souvent, — mais le fait est loin d'être constant, — un
élément particulier qu'Arnold décrit sous le nom de *Riesenzellen* et qui a l'aspect d'une cellule géante. Entre cette cellule
géante et les cellules hépatiques est une zone où sont jetées
pêle-mêle des cellules lymphatiques, des cellules épithélioïdes
et des cellules cubiques, pâles, petites.— Nous attirons l'attention sur ces cellules cubiques. Elles paraissent de nature
épithéliale, et nous verrons, quand nous traiterons de l'origine
du tubercule, leur importance considérable. Tel est l'aspect
ordinaire du tubercule intrahépatique. Mais il s'en faut que
l'on trouve toujours des formes aussi nettes; chacun de ces
éléments peut faire défaut, mais les plus constants sont les
petites cellules cubiques et les leucocytes.

Arnold fait jouer un grand rôle, dans la pathogénie du tubercule, à la cellule géante. Nous aurons à discuter sa théorie;
aussi nous paraît-il utile de décrire avec soin cet élément.

Ces cellules géantes se présentent sous plusieurs aspects.
Elles sont en général sept ou huit fois plus grosses qu'une cellule hépatique. Tantôt elles ont un contour arrondi, tantôt elles
offrent l'apparence d'une cellule étoilée, dont les prolongements
pénétreraient plus ou moins loin dans la direction des diamètres du tubercule. Les prolongements sont quelquefois subdi-
visés eux-mêmes. L'ensemble de ce corps cellulaire tranche,
sur le reste du tubercule, par une coloration plus intense sous
l'influence du picrocarmin. Cette coloration spéciale est un
fait très-remarquable et constant. Il ne nous a pas paru que
cette cellule géante ait de membrane d'enveloppe. Ses diver-

ses parties constituantes sont néanmoins unies entre elles par une assez forte cohésion. Une manœuvre maladroite nous en a fourni la preuve comme par hasard. Une de nos préparations avait été comprimée avec la vis micrométrique du microscope, assez fortement pour dissocier presque complétement les éléments du tubercule et les travées hépatiques voisines. Deux cellules géantes se trouvaient au point comprimé ; elles furent isolées de toutes les parties voisines, mais restèrent elles-mêmes parfaitement entières, sans aucune solution de continuité. La masse cellulaire a un aspect granuleux ; les granulations sont, les unes, très-réfringentes, de nature graisseuse ; les autres protoplasmiques.

Dans l'intérieur de la cellule, on voit un grand nombre de noyaux, jusqu'à huit ou dix. Ils sont disposés en couronne plus ou moins complète à la périphérie de la cellule ; d'autres fois, ils semblent jetés sans ordre au milieu du corps cellulaire, mais la disposition en couronne ou demi-couronne est la plus fréquente. Les noyaux peuvent être moins nombreux parfois, et on peut n'en compter que deux ou trois. C'est que les cellules géantes ne sont pas toujours aussi grandes ; elles peuvent faire défaut ; mais il est peu de tubercules miliaires où l'on ne voie cette tendance à la formation des *Riesenzellen* s'accentuer, par une coloration plus intense d'un groupe de cellules cubiques et par une séparation moins nette entre elles.

Quelle est la nature de ces éléments particuliers ? Avons-nous affaire à la section d'un de ces canalicules biliaires de nouvelle formation, décrits par Arnold ? Est-ce une cellule géante intra vasculaire ? Est-ce, au contraire, un élément nouveau, né de la fusion de plusieurs éléments en un seul ?

Arnold n'est pas en peine de trouver une explication. Il ne voit que canaux biliaires de nouvelle formation dans la tuberculose du foie ; aussi n'hésite-t-il pas à dire que ces canaux ont la propriété de faire des cellules géantes. Au fond, ces éléments ne sont pour lui qu'une transformation des canaux: nous n'avons pas pu nous ranger à l'opinion d'Arnold. Et, d'abord, il n'y a pas, croyons-nous, de canaux de nouvelle formation: nous espérons démontrer ce point en parlant de l'origine du tubercule. Sans doute l'aspect de ces cellules géantes, généralement arrondies, présentant une couronne de noyaux, et au centre une masse protoplasmique, peut bien, au premier abord, en imposer pour un canalicule biliaire sectionné transversalement; mais alors il faudrait admettre que le rasoir ne peut jamais sectionner que transversalement ces canaux biliaires, puisqu'on ne voit jamais de section suivant l'axe.

Et comment, d'autre part, expliquer l'aspect étoilé de beaucoup de ces cellules géantes? Voudra-t-on prétendre avoir sous les yeux la section de nouveaux canaux venant s'aboucher dans le prémier? Mais ceux-ci ne présentent plus cette disposition circulaire des noyaux, si heureuse pour la théorie d'Arnold.

Nous ne croyons pas non plus avoir affaire à une cellule géante intravasculaire, comme plusieurs observateurs en ont vu dans d'autres organes. Les cellules cubiques épithéliales nous ont semblé faire tous les frais de la confection des cellules géantes.

Nous avons insisté sur la coloration spéciale des *Reisenzellen*, qui les met manifestement en évidence dans le nodule tuberculeux. Cette coloration spéciale est tellement constante qu'elle est caractéristique. C'est elle qui nous a permis de surprendre l'origine de ces cellules géantes.

Le nodule tuberculeux, avons-nous dit, renferme de petites cellules cubiques de nature épithéliale dont nous expliquerons l'origine plus loin. Il est fréquent, et nous avons souvent observé le fait dans nos préparations, de voir deux ou trois de ces cellules dont les lignes de séparation avaient à peu près disparu; elles présentaient alors la même coloration

que le *Riesenzellen* Ces cellules sont atteintes dans leur vie ;
elles vont se fusionner ; leurs noyaux seront détruits plus ou
moins vite ou resteront vers le centre du nouvel élément,
tandis que le même travail s'étendra concentriquement aux
cellules voisines.

La couronne de noyaux périphériques ne sera due qu'aux
noyaux de la dernière zone des cellules cubiques qui seront
venues se fusionner et qui n'auront pas eu le temps de dispa-
raître. Quant aux noyaux, qui persistent dans le centre de la
nouvelle colonie cellulaire, ils sont probablement dus à des
noyaux des premières cellules fusionnées qui ont résisté da-
vantage au travail de destruction.

Tel est, croyons-nous, le mode de formation des *Riesenzellen*.

La seconde espèce de tubercule, celle des espaces interlobulaires des fissures de Kiernam, ne mérite pas de description
spéciale. Les fissures de Kiernam renferment, en effet, comme
les espaces trabéculaires des canalicules biliaires de même constitution et des vaisseaux sanguins. Ici encore nous trouverons le tubercule type de Charcot et des tubercules moins
bien caractérisés.

Dans les espaces portes, le tubercule n'offre plus le même
aspect ; nous ne retrouverons pas dans sa masse les petites
cellules cubiques qui nous ont frappé dans le tubercule intralobulaire. Ici nous trouverons deux formes distinctes de tubercules. Chacune mérite une description spéciale. On rencontre
assez souvent un tubercule type à cellule géante, cellules
épithéliales et leucocytes, entourant complétement un canal
biliaire de faible dimension, mais à paroi propre. Le nodule
prend alors la forme d'une sorte de couronne. La paroi du
canalicule s'est laissée infiltrer de leucocytes ; ses éléments
ont subi une régression, et elle a disparu en tant que membrane
propre.

L'intégrité à peu près absolue du revêtement endothélial, signalé par Sabourin, nous a paru aussi un fait constant. Les cellules géantes n'ont plus le même aspect que dans le lobule; on ne retrouve plus cette masse, plus ou moins arrondie, avec une couronne de noyaux.

En résumé, la première forme se caractérise par sa disposition autour d'un canicule biliaire. Au point de vue des éléments qui la constituent, rien de spécial.

Dans les espaces portes, renfermant des canaux biliaires à paroi solide, résistante, le tubercule se développe tantôt sur la paroi même tantôt un peu en dehors. Le tubercule de la paroi peut affecter la disposition décrite pour les premiers canaux biliaires collecteurs à paroi propre, et entourer circulairement le canal sans en obturer toutefois la lumière. Cette disposition est très-fréquente. Sabourin l'a très-exactement décrite. D'autres fois, un point seulement de la paroi est atteint, le reste présentant à peine les signes d'une inflammation peu intense. Le tubercule n'a rien de spécial dans sa forme. Mais il n'en est plus de même du tubercule qui se développe à une certaine distance du canal biliaire.

Dans l'infiltration tuberculeuse de la paroi, le revêtement épithélial reste à peu près intact pendant bien longtemps, et on ne trouve pas dans la masse tuberculeuse d'éléments épithéliaux. Mais, au contraire, si le tubercule se développe à une certaine distance de la paroi, il est à peu près constant de trouver au centre même, d'autres fois en un point périphérique, une sorte de paquet de cellules épithéliales. Ces cellules ont tout à fait l'aspect des cellules qui tapissent le canal: elles sont cylindriques, très-grandes, paraissent quelquefois jetées sans ordre et dissociées; d'autres fois, elles sont groupées en série de cinq ou six cellules accolées suivant leur petit diamètre. Dans ce tubercule, nous retrouverons, en outre, des cellules grandes, des leucocytes et des cellules épithélioïdes.

En somme, cette forme de tubercule est caractérisée par la persistance d'éléments cylindriques épithéliaux se colorant vivement avec le carmin.

§ 2. — Mode de formation du tubercule intralobulaire.

Jusqu'à ces derniers temps, le tubercule était unanimement considéré comme un néoplasme véritable. Il se formait dans nos tissus comme une sorte de production parasitaire jetée dans un parenchyme, où elle va se développer comme un champignon pousse dans un terrain favorable.

Aujourd'hui on tend à le regarder comme le résultat d'une déviation nutritive des éléments de nos tissus, qui change leurs formes et leurs fonctions. Il est donc du plus haut intérêt de saisir le début de cette déviation nutritive. Il est utile de voir par quel chemin passeront les éléments normaux pour devenir du tubercule. Nous n'abordons pas cette étude sans une certaine préoccupation. Le foie est un organe très-complexe. Au milieu de tant d'éléments différents, quels sont ceux qui jouent le principal rôle dans la production du tubercule ? C'est là une étude hérissée de difficultés.

Nous commencerons cette étude par la tuberculisation du lobule hépatique.

Il nous paraît indispensable d'exposer ici sommairement la structure du lobule hépatique dans une coupe transversale.

Le lobule hépatique est constitué par des cellules hépatiques disposées en travées suivant les rayons d'un cercle dont le centre correspond à une veine : la veine centrale. Entre les travées cellulaires, des espaces dans lesquels cheminent des capillaires sanguins. Ces espaces renferment aussi des canalicules biliaires intralobulaires, ainsi qu'il ressort des travaux d'Andréjevie, et plus récemment d'Eberth, Chrzonszczewsky et Héring. Dans le *Journal d'anatomie*, Legros (1) publia un mémoire destiné à prouver que ces canalicules étaient pourvus d'un épithélium très-plat. G. Asp a vérifié la présence de cet épithélium. Nous sommes très-porté à admettre cette constitution des canalicules biliaires intralobulaires : nous croyons, du reste, trouver une confirmation de ce point d'histologie normale dans l'étude anatomo-pathologique que nous avons entreprise. Ces capillaires biliaires intralobulaires vont s'aboucher dans des capillaires biliaires interlobulaires situés dans les fissures de Kiernan.

A ce rapide aperçu de la structure du lobule, nous pourrions ajouter notre opinion sur la constitution des travées hépatiques. Nous sommes peu éloigné de regarder le foie comme une glande tubulée, au moins chez l'enfant. La discussion sur ce point nous entraînerait trop en dehors de notre sujet, et, d'ailleurs, ce point de structure n'est pas indispensable à notre théorie sur le mode de formation des tubercules.

On est frappé, en examinant la coupe d'un lobule en apparence sain, de la distension des intervalles des cellules hépathiques. On dirait presque, en certains points, une raréfaction de ses trabécules. Mais ces espaces ne sont pas vides ; ils sont remplis d'une sorte d'épithélium cubique ou indifférent, composé de cellules plus petites des deux tiers que les cellules hépatiques. Ces éléments, sur une préparation colorée au picrocarminate, sont plus pâles que les cellules hépatiques ; leur noyau est peu apparent. Ils sont disposés tantôt sur un seul rang, tantôt sur deux ou un plus grand nombre. Dans notre conception du mode de formation, la production de cet épithélium est un travail précurseur nécessaire de la tuberculose hépatique. Mais d'où viennent ces cellules hépatiques ?

(1) *Journal d'anatomie et de physiologie*, 1870.

Sont-elles dues à une prolifération des canalicules biliaires (opinion d'Arnald)? Sont-elles dues à une transformation canaliculaire à épithélium cubique ou indifférent du réseau des trabécules hépatiques (opinion de Sabourin)? Ont-elles pour point de départ l'épithélium signalé par Legros, dans les canalicules biliaires intrahépatiques? C'est entre ces trois opinions, les seules possibles, qu'il nous faut choisir.

Arnold appuie sa théorie sur deux faits principaux : l'aspect canaliculaire des intervalles trabéculaires et l'existence des *Riesenzellen* ou cellules géantes, qui naîtraient dans les canaux de nouvelle formation (*neugebildete Gallengange*). Nous ne pouvons accepter l'opinion d'Arnold. L'apparence canaliculaire des trabécules n'est pas constante. On voit en effet, bien souvent, ces intervalles occupés par une seule rangée de cellules, et alors il est impossible de soupçonner un canalicule biliaire de nouvelle formation. En d'autres points, l'épithélium a proliféré ; il occupe tout l'intervalle trabéculaire, et ici encore il serait difficile de deviner un canal quelconque. Quant aux cellules géantes, nous avons exposé, quelques pages plus haut, leur pathogénie et détruit ainsi par anticipation cette nouvelle preuve, invoquée par Arnold, à l'appui de sa théorie.

La seconde explication, celle de Sabourin, nous paraît déjà plus vraisemblable, bien que nous ne nous ralliions pas entièrement à cette manière de voir. Il est assez fréquent, en effet, et nous en avons eu dans nos préparations plusieurs exemples manifestes, de voir les cellules hépatiques se transformer par segmentation en épithélium cubique ou indifférent. Une trabécule entière serait-elle atteinte de cette déviation nutritive, elle se transformerait en une sorte de cylindre de cellules cubiques, limité par les deux trabécules voisines, et de là cet aspect raréfié des cellules hépatiques, de là l'intervalle plus grand qui les sépare. Certainement ce processus, assez ordinaire dans diverses altérations du foie, mérite d'être pris en sérieuse considération : nous l'avons rencontré dans un grand nombre de préparations.

Nous ne le croyons pas général, et nous pensons pouvoir aussi défendre l'idée de la prolifération de l'épithélium des canalicules biliaires intralobulaires.

Le début de cette production épithéliale se traduit par une sorte de turgescence des cellules de revêtement canaliculaire; on les voit très-distinctement proéminer dans la cavité de l'espace intertrabéculaire. Cet espace est normalement assez grand chez l'enfant, ce qui facilite beaucoup l'observation. En d'autres points, on peut le voir déjà agrandi, et de chaque côté se trouve une traînée d'épithélium presque accolée aux cellules hépatiques. A ce moment, l'espace n'est pas encore très-distendu; il est plus étroit qu'une travée hépatique, et les cellules opposées se rencontrent à certains endroits par leur extrémité interne, de sorte qu'il n'y a plus d'espace vide. Jusqu'ici la lésion n'est pas encore localisée; elle est généralisée à tout le lobule ou à tout un territoire de ce lobule. Mais bientôt, en un point, ces jeunes cellules prolifèrent, refoulent légèrement le tissu hépatique et prennent une forme arrondie. A ce moment, soit que les cellules hépatiques aient été irritées par pression, soit qu'elles soient atteintes à leur tour d'une déviation nutritive spéciale, elles vont se segmenter et se transformer en cellules plus ou moins régulièrement cubiques et augmenter ainsi excentriquement le nodule déjà formé. Il occupe à ce moment un intervalle trabéculaire et empiète déjà sur les traînées hépatiques voisines. Les vaisseaux sanguins fournissent bientôt à ce nodule des leucocytes. Il va continuer à s'accroître, d'abord, de dedans en dehors par prolifération, de ses éléments constituants. Mais bientôt ceux-ci voient leur vitalité diminuer ; les leucocytes se tassent de plus en plus, et les cellules épithéliales cubiques, pressées, vont se fusionner: elles donneront d'abord des cellules géantes et, plus tard, de la matière caséeuse. Cependant le tubercule continue à s'accroî-tre ; il s'étend par envahissement successif de dedans en de-hors. Telle est l'idée que nous avons pu nous former du mode. de formation du tubercule intralobulaire, après un examen minutieux de plus de cent vingt préparations.

En résumé, les phases successives du développement du tubercule sont les suivantes dans le lobule hépatique :

1° *Phase de préparation :* Irritation de l'épithélium des ca-nalicules biliaires intralobulaires, prolifération de cet épithé-lium.

2° *Phase de formation :* Localisation du travail prolifèrateur en un point ; transformation des éléments hépatiques voisins en cellules d'épithélium indifférent ; accroissement de dedans en dehors du tubercule.

3° *Phase de l'état parfait :* Formation de cellules géantes et de matière caséeuse. Accroissement de dehors en dedans.

Quant au tubercule interlobulaire des fissures de Kierman, il nous paraît avoir absolument le même mode de formation et de développement. Il débute aussi par une prolifération épithéliale du canalicule interlobulaire.

Reste à étudier le mode de formation du tubercule des ca-naux portes. Celui-ci a une structure spéciale, il est en rap-port avec des organes tout différents; aussi doit-il arriver à l'état parfait d'une manière différente; on peut l'affirmer *à priori.*

Le tubercule se développe dans les espaces portes dans le voisinage des canaux biliaires. C'est presque une loi générale. Aussi ne nous occuperons-nous ici que des tubercules bi-liaires.

Nous avons décrit plus haut une forme de tubercule carac-térisé par la présence en son centre d'un des premiers ca-naux biliaires collecteurs à paroi propre. Ce tubercule débute,

croyons-nous, par une infiltration leucocytique de la paroi canaliculaire. Il était facile, sur nos préparations, d'observer tous
les intermédiaires entre une inflammation simple de cette paroi et l'état tuberculeux. Le mode de développement ne présente rien en lui-même d'original; le seul point intéressant
est, d'une part, le siége précis du tubercule; d'une autre part,
la destinée ultérieure de l'épithélium du canal. Il est certain
que la paroi de plusieurs canalicules est enflammée, mais ce
n'est pas à dire que tous soient tuberculeux. Nous décrirons
même, à l'article des lésions accessoires produites par la présence des tubercules, cette disposition inflammatoire du canal
comme assez fréquente. Mais cependant nous croyons avoir
remarqué deux états différents. Certains canaux sont enflam-
més dans leur totalité, l'épithélium comme la paroi. D'autres
ont un épithélium parfaitement intact, malgré une infiltration
leucocytique de la paroi, et je ne serais pas étonné que cette
résistance de l'épithélium à s'enflammer ne fût un caractère
de la lésion tuberculeuse. Verra-t-on là une simple inflammation de voisinage, le tubercule s'étant développé en un
point rapproché de la paroi? Mais une zone inflammatoire dans
laquelle on trouve des cellules géantes, des cellules épithélioïdes, est tout entière tuberculeuse, et, du reste, il est bien rare
de trouver un nodule quelconque au voisinage d'un canalicule
sain. A peu près toujours le canal est exactement au centre;
il serait plutôt sur le côté, s'il s'était enflammé à cause du voisinage d'un tubercule.

L'origine du tubercule situé dans le voisinage des canaux
de troisième et de quatrième ordre a été très-bien observée
par Sabourin, et nos préparations nous ont permis de vérifier
en tout point la description qu'il en donne.

Tantôt, nous l'avons vu, le tubercule enveloppe tout le
canal biliaire; tantôt il est déjeté sur le côté et plus ou moins
rapproché de la fibro-muqueuse.— Il est probable que le tu-

bercule peut naître dans la fibro-muqueuse même, puisqu'il est fréquent de trouver celle-ci infiltrée de cellules embryonnaires, soit dans toute l'étendue d'une coupe transversale, soit en un point seulement. Mais le tubercule peut être déjeté plus ou moins sur le côté, et alors, comme nous l'avons décrit, il renferme souvent dans sa masse des éléments épithéliaux cylindriques plus ou moins dissociés. L'origine de ce tubercule est très-intéressante à étudier. A priori, on peut déjà supposer que le tubercule, incapable de faire des cellules épithéliales cylindriques, a dû, pour qu'il puisse en contenir, se développer en un point où elles existent normalement. Il nous a été assez aisé de vérifier ce fait. — On sait que les canaux biliaires d'un certain calibre sont tapissés par un magnifique épithélium à grandes cellules cylindriques bien colorées par le picrocarmin. A ces canaux sont annexés des culs-de-sacs glandulaires tapissés par un épithélium semblable. C'est dans ces culs-de-sacs que Sabourin localise le tubercule à son début. Nous sommes entièrement de son avis. Une de nos préparations nous a même permis de voir très-clairement la communication d'un nodule tuberculeux, renfermant des cellules cylindriques dissociées, avec un canal biliaire volumineux, à l'aide d'un petit canalicule très-court. Mais ces culs-de-sacs glandulaires auraient pu simplement être englobés, dira-t-on. Ce n'est pas notre avis, car il nous a été donné de voir des sections de ces culs-de-sacs entièrement infiltrés de cellules embryonnaires, et on peut trouver toutes les transitions entre cette inflammation simple et le tubercule confirmé.

En résumé, le tubercule des canaux portes a un mode de formation variable : il se développe tantôt autour d'un canalicule biliaire de petite dimension, tantôt dans la fibro-muqueuse de canaux de gros calibre, tantôt dans les glandes en culs-de-sacs annexées à ces canaux.

Nous en avons fini avec le mode de formation du tubercule

4

hépatique. On a dû être frappé du rôle minime qu'ont joué les vaisseaux sanguins dans notre description. Nous sommes loin de prétendre qu'ils n'aient pas leur importance dans la tuberculose hépathique ; nous croyons même, *à priori,* qu'ils en ont une considérable, puisque le tubercule n'est pour nous que le produit d'une inflammation, sinon absolument spécifique par sa forme anatomique, au moins spécifique par sa cause, et le rôle des vaisseaux est bien certain dans l'inflammation. Mais il ne nous a jamais été donné de saisir de relation entre les vaisseaux et les tubercules dans le foie, et nous avons dû laisser cette question dans l'ombre, nous contentant de décrire ce que nous avons vu ou cru voir.

§ 3. — Évolution du tubercule hépatique

Quelle est la destinée de ce produit pathologique que nous avons vu naître et se développer? Il est arrivé à l'état de tubercule parfait; quelles seront ses transformations dernières? Tout tubercule doit, ou bien finir par une sorte de destruction de son tissu et être éliminé, ou bien guérir et voir ses éléments atteindre un degré d'organisation plus parfait. — La première forme est malheureusement ici, comme pour le poumon, la plus fréquente; la seconde n'est que l'exception.

Ramollissement du tubercule. — Cavernes. — Le tubercule hépatique, au moment où nous l'avons laissé dans notre description, s'accroît excentriquement aux dépens des tissus voisins; mais, à mesure qu'il s'étend à la périphérie, sa partie centrale va se détruire. Les éléments jeunes, tassés, pauvres, mal nourris, ne tardent pas à périr; ils perdent leur caractère cellulaire et sont bientôt remplacés par une masse caséeuse, colloïde.

Cependant les éléments périphériques, moins comprimés, peut-être mieux nourris, sont susceptibles d'une organisation supérieure; ils peuvent se transformer en tissu fibreux et isoler plus ou moins bien le tubercule, l'enkyster. A ce moment, la caverne est constituée. Ce tissu fibreux peut être plus ou moins dense; il peut être infiltré d'éléments lymphatiques, auxquels viennent s'en ajouter de nouveaux, et il peut revenir ainsi à l'état de tissu embryonnaire. Entre cette zone d'enkystement et la matière caséeuse est une zone de cellules lymphatiques plus moins rapprochées, de façon à simuler parfois une série de nodules tuberculeux juxtaposés. Tandis que la zone précédente s'infiltre de plus de plus de leucoocytes, celle-ci se caséifie.

En résumé, au stade de caséification, la caverne est formée par trois zones : l'interne, zone de caséification; la moyenne, zone embryonnaire; l'externe, zone d'enkystement.

Le tubercule intra lobulaire a peu de tendance à l'enkystement; les tubercules des canaux portes, les tubercules biliaires, ont au contraire une tendance marquée à s'enkyster de bonne heure. Que la zone fibreuse soit solide, bien organisée; qu'elle présente peu d'eléments embryonnaires, et la caverne tuberculeuse perd son caractère envahissant, elle devient un simple kyste. C'est là un mode de guérison possible et que nous avons observé.

Quant au caséum central, il doit se ramollir pour être expulsé. Et d'abord, ici se pose cette question : le tubercule ramolli pourra-t-il être expulsé, et par quelle voie? Pour le tubercule intra lobulaire, la réponse n'est pas immédiate. Nous n'avons pas vu, et le fait doit être rare, de cavernule véritable uniquement limitée à un lobule. Il est probable que cette tendance peu marquée du tubercule intra lobulaire à l'enkystement a pour but de lui permettre de se réunir à d'autres tubercules, et d'atteindre un canalicule biliaire de plus ou moins gros calibre au niveau d'un espace porte. Ce canalicule pourra s'ulcérer, se mettre en rapport avec le tubercule, et lui créer ainsi une voie pour son élimination. Mais cette ulcération du canal biliaire se fera plus ou moins attendre ; de là sans doute l'explication de ces cavernules plus ou moins petites, dont le contenu caséifié a un aspect grisâtre et ne paraît pas coloré par la bile. On trouve souvent, avons-nous dit, dans des amas tuberculeux, l'épithélium des canalicules biliaires de faible dimension à peu près intact ; aussi cette destruction doit être très-longue, et ces cavernules peuvent elles acquérir des dimensions relativement considérables.

Les tubercules biliaires, eux, sont en rapport immédiat avec un canal biliaire, et l'élimination de leur contenu aura une voie ouverte toute naturelle. Il est possible de voir sur des coupes heureuses cette continuité de la caverne avec un canal biliaire.

Mais ce n'est pas tout d'avoir une voie d'expulsion pour la matière caséeuse ; il faut encore que celle-ci se liquéfie. Le ramollissement de la matière caséeuse serait dû, d'après Rindfleich, à l'absorption des liquides par les matières albuminoïdes devenues solubles. Cette explication destinée au tubercule pulmonaire pourrait aussi bien être invoquée ici, si elle était prouvée.

Dans les cavernes hépatiques, la bile pénètre manifestement et imbibe leur contenu. Rilliet et Barthez faisaient jouer à ce fait un grand rôle dans le ramollissement : c'était une sorte de digestion par la bile qui liquéfiait la matière caséeuse.

La liquéfaction obtenue, comment se fera l'élimination ? Nous n'avons pas, comme pour le poumon, les secousses de toux, les contractions des muscles thoraciques, le choc de l'air, et cependant les cavernes se vident quelquefois presque complétement. Quelle explication donner de ce fait ? Le courant biliaire serait-il capable d'entraîner le tubercule ramolli ? Nous le croyons volontiers, et cette action doit surtout être facile pour les cavernes qui renferment plusieurs orifices de canaux biliaires. On comprend aisément que la bile pénètre dans une caverne qui s'est substituée à un canal biliaire; mais il est plus difficile de comprendre qu'elle pénètre dans une caverne développée latéralement à la paroi. Sabourin prétend que l'écoulement de la bile est gêné par des lésions catarrhales sous-jacentes au tubercule et qui rétrécissent le canal. La caverne s'emplit ainsi par reflux ; son contenu va se colorer, peut-être se liquéfier, et pénétrer ensuite dans le canal quand l'obstacle sera vaincu. Nous nous croyons autorisé à admettre une autre gêne apportée au cours de la bile et qui expliquerait son reflux dans les cavernes.

Nous avons vu bien souvent la lumière d'un canal biliaire bouchée par un exsudat catarrhal, auquel étaient mélangées des particules caverneuses. Ce bouchon doit entraver momentanément le cours biliaire; il doit être expulsé quand la pression devient forte, et alors la bile accumulée dans la caverne peut-être entraînée. Une lésion catarrhale chronique capable de déterminer le reflux de la bile peut bien remplir une caverne de bile, si l'on veut, mais elle ne peut pas la vider. Le bouchon muqueux qui occupe la lumière du canal peut, au contraire, permettre le reflux de la bile, puis céder à la pression et s'évacuer.

En résumé, le tubercule hépatique se transforme en caverne. Celles-ci peuvent guérir en se transformant en kystes. Elles communiquent presque toutes avec un conduit biliaire par lequel s'écoule leur contenu.

Tubercules de guérison.— Le tubercule biliaire peut guérir sans s'ulcérer; mais cette terminaison doit être bien rare pour le tubercule intralobulaire, et nous croyons même ne pas avoir eu d'exemple de ce dernier cas.

Les tubercules des espaces portes, eux, tendent assez souvent vers la guérison. Leurs éléments s'organisent, et la coupe d'un tubercule prend alors l'aspect « d'un tendon coupé en travers », suivant l'heureuse expression de Sabourin. — On trouve assez souvent cette guérison du tubercule dans les espaces portes.

§ 4.—Lésions concomitantes

Les tubercules du foie ont un retentissement sur toutes les parties de la glande hépatique. Nous aurons à étudier les lésions secondaires des trabécules hépatiques, de l'appareil biliaire, du tissu conjonctif et des vaisseaux.

Les trabécules hépatiques sont bien souvent atteintes dans un lobule où se voit un tubercule. Les cellules du foie prolifèrent, se segmentent, et l'on a beaucoup de points où l'on observe une véritable transformation canaliculaire à épithélium cubique ou indifférent. C'est là, du reste, un processus vulgaire d'irritation subaiguë ou chronique dans le foie. Ce processus est le même que celui qui sert à l'agrandissement du tubercule, une fois formé dans un espace intertrabéculaire.

Pour les lésions de l'appareil biliaire, nous nous contenterons de parler des conduits biliaires en aval de la lésion tuberculeuse et au niveau de la lésion. Il est très-fréquent, avons-nous dit, de voir un tubercule développé autour d'un canal biliaire. La paroi présente alors le summum d'infiltration leucocytique, et, néanmoins, l'épithélium est longtemps intact; il semble trancher par son intégrité sur l'altération des parties voisines.

Au contraire, les canaux biliaires en aval de la lésion sont atteints de catarrhe, et un premier phénomène observé est la desquamation épithéliale. La surface interne du canal devient une véritable membrane pyogénique. Les exsudats tombent

dans la lumière du canal, et forment un bouchon que l'on retrouve souvent dans les coupes de ces canaux. Il est difficile
de voir l'étendue de la lésion, les coupes ne permettant d'envisager qu'une courte portion de ces conduits. En résumé, les
canaux biliaires sont atteints d'angiocholite, caractérisée surtout par une desquamation épithéliale rapide. Mais la paroi
elle-même est altérée ; elle perd sa transparence et s'infiltre
d'éléments embryonnaires.

Le foie présente, dans les espaces périlobulaires, au niveau
des nodules tuberculeux, les altérations générales de la
cirrhose. Nous n'insisterons pas.

La lésion des vaisseaux est, croyons-nous, d'une tout autre
importance. Nous avons pu nous apercevoir qu'ils étaient
atteints de dégénérescence amyloïde. C'est là sans doute la
cause de ces noyaux hémorrhagiques qu'il nous a été souvent
donné d'observer dans le foie de notre sujet.

CONCLUSIONS

Il n'est pas inutile, en tête de ces conclusions, de rappeler que le tubercule est une manifestation secondaire de la tuberculose.

C'est dans ce fait qu'on aurait pu trouver peut-être l'explication du mode de formation différent qu'affecte le tubercule du foie.

Nous croyons que l'étude comparative du tubercule primitif et du tubercule secondaire en général eût été très-utile. Nous l'aurions entrepris, si nous n'avions été obligé de terminer rapidement nos études.

1° La tuberculose peut se manifester dans le foie par la production de tubercules. Ceux-ci peuvent guérir ou aboutir à la formation d'une caverne.

2° Les tubercules se développent tantôt dans le lobule hépatique, tantôt dans les espaces interlobulaires ou fissures de Kiernam, tantôt au niveau de l'appareil biliaire excréteur.

3° La formation du tubercule, dans le lobule, est précédée d'un travail préparateur, consistant dans une prolifération de l'épithélium des canalicules biliaires intralobulaires et dans la transformation en épithélium cubique ou indifférent des cellules du foie.

4° Le tubercule se développe au niveau des culs-de-sacs glandulaires annexés aux canaux biliaires. Ce mode d'origine est très-fréquent, sinon exclusif.

5_o — Dans le foie, le tubercule peut guérir ou aboutir à la formation d'une caverne susceptible elle-même de guérison.

6_o — Les cavernes tuberculeuses du foie sont, en général, en communication avec un canal biliaire.

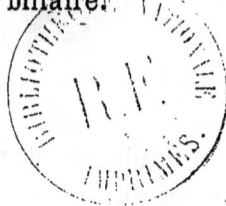